AF595720

DES MOYENS PRATIQUES

D'AMÉLIORER LA SITUATION DU MÉDECIN

DES MOYENS PRATIQUES

D'AMÉLIORER LA SITUATION DU MÉDECIN

ET DE LA METTRE EN HARMONIE
AVEC L'IMPORTANCE DU RÔLE QU'IL EST APPELÉ
A REMPLIR DANS LA SOCIÉTÉ

Huitième question du Congrès médical de Lyon
(septembre 1872)

PAR

LE DOCTEUR A. CARON

Chevalier de la Légion d'honneur,
Membre de la Société de médecine pratique de Paris
et de plusieurs Sociétés savantes nationales et étrangères, etc.

LYON

IMPRIMERIE D'AIMÉ VINGTRINIER

Rue de la Belle-Cordière, 14.

MDCCCLXXIII

DES MOYENS PRATIQUES

D'AMÉLIORER LA SITUATION DU MÉDECIN

Non ignora mali miseris succurrere disco !

Messieurs,

Vous reconnaîtrez tous, comme moi, que jamais occasion ne s'est présentée plus favorable pour remettre à l'étude cette importante question de l'amélioration du sort des médecins.

Comment, en effet, en présence des efforts incessants que font toutes les corporations ouvrières pour revendiquer leur droit au travail et une plus légitime rémunération de leur temps et du labeur ; pourquoi, dis-je, les médecins seuls resteraient-ils oisifs, spectateurs indifférents au mouvement qui s'accomplit et pour lequel, depuis des temps immémoriaux, ils se contentent de maugréer, sans agir comme ils le devraient.

Le renchérissement progressif de tous les objets de première nécessité, des contributions additionnelles de toute nature, ne nous impose-t-il pas, comme à tous, la dure obligation de demander à notre travail, à la nature de nos opérations, une plus sérieuse récompense des services que nous rendons à l'humanité ?

A cet effet, prenons nous-mêmes à cœur de traiter nos propres affaires ; étudions-les sérieusement, discutons-les avec le calme et la sagesse que comporte l'importance du sujet ; cessons de toujours faire appel aux autorités, au gouvernement pour régler nos intérêts professionnels, pour réaliser les améliorations que nous voulons décidément obtenir. Pour arriver à ce but, il convient tout d'abord de spécifier les nombreux *desiderata* de la position ; essayer de pénétrer toutes les plaies dont souffrent nos confrères et dont nous souffrons nous-mêmes ; faire la part de chacun en toute sincérité, montrer enfin la source du mal que nous fait le public, l'indifférence avec laquelle il nous traite, la manière dont il croit comprendre notre ministère et enfin les sophismes par lesquels ils prétend justifier sa conduite à notre égard.

C'est alors qu'il sera possible de répéter cet aphorisme : *Naturam morborum ostendunt curationes.*

Alors aussi nous sera-t-il plus facile de jeter un coup d'œil sur l'esprit et le cœur du médecin lui-même, de lui demander compte des motifs de sa prédilection professionnelle, de la route qu'il a suivie pour y arriver, des sacrifices qu'il lui a fallu s'imposer pour conquérir cette situation, pour lui mériter cette légitime satisfaction qu'il se croit en droit de réclamer à cette société, pour laquelle, à vrai dire, il se sacrifie, se dévoue nuits et jours, avec abnégation souvent, sans compensation suffisante.

A ce premier chef, vous rappellerai-je ces honteux préjugés, ces stupides préventions des gens du monde, des commerçants, qui se refusent à prendre au sérieux le rôle et la profession du médecin praticien ?

Les uns se plaisent à répéter que le métier de médecin n'expose à aucune avance de fonds, qu'il n'entraîne à aucun risque pécuniaire ; que le médecin ne sacrifie que son temps, et que par conséquent pour lui, tout est bénéfice.

Nous ne saurions laisser sans réplique de telles aberrations intellectuelles ; aussi nous voulons leur faire comprendre :

1° Que, pour conquérir son diplôme de docteur, il faut avoir préalablement fait toutes ses humanités ;

2° Que les jeunes gens qui se destinent à la médecine sont obligés de passer quatre ou cinq de leurs plus belles années dans les écoles d'application. Ici ce sont les Facultés qui, tout le monde le sait, ne donnent pas la science et le droit d'exercer sans qu'il en coûte !

Or donc, un jeune homme qui arrive à 26 ou 28 ans à être

reçu médecin a bel et bien dépensé en frais de différentes études soit son patrimoine, soit les quelques économies qu'ont pu lui léguer ses parents, quand ce n'est pas au prix de plus grands sacrifices encore, comme de suivre ses cours en travaillant dans des officines, en donnant des répétitions dans les pensions, ou enfin par tous autres moyens légitimes, honorables, dans le but de faire face aux frais de ces aspirations professionnelles.

En faut-il donc plus pour constituer un capital en tout semblable à celui que nécessite l'acquisition d'un fonds de commerce, d'une boutique achalandée dans laquelle la marchandise se renouvelle de jour en jour, et sur la vente de laquelle le commerçant prélève un bénéfice qui se multiplie avec le nombre des opérations ?

Voilà certes une source vive de ressources, d'augmentation de bien-être, de satisfaction, qui conduit d'autant plus rapidement à la fortune qu'elle est exercée sur une plus grande échelle.

Les commerçants pourront-ils nous démontrer que les médecins puissent jamais faire valoir à de si gros intérêts ce capital que nous immobilisons dans l'acquisition de connaissances intellectuelles qui ne peuvent produire qu'à un moment donné et surtout pendant une période à peu près déterminée.

Les gens du monde voudraient-ils bien aussi réfléchir aux nouvelles obligations que doit nécessairement accepter tout docteur qui, sans autre titre ni considération, est contraint d'attendre l'occasion de donner ses soins au premier venu qui consentira à recourir aux lumières de notre jeune disciple d'Hippocrate, sur la simple recommandation de son concierge ou de toute autre personne du voisinage?

Si donc on veut bien y regarder un peu sérieusement, on se convaincra, une fois de plus, des immenses sacrifices que le jeune médecin est obligé de s'imposer avant de gagner son premier sou. Nouvelle circonstance qui le condamne à faire pendant deux, trois et quatre années, souvent plus, une foule de visites ou d'opérations qui ne lui seront pas toujours rapidement payées; les unes le seront très-longuement et d'autres ne le seront jamais.

Pendant tout ce temps il ne recueillera souvent pas de quoi payer son porteur d'eau, et des jours, des semaines, des mois se passeront sans qu'il reçoive cent sols comptant.

Voilà bien évidemment des avances, des impositions forcées, très-onéreuses, inévitables, qui aggravent singulièrement la position du débutant. Au milieu de ces mille péripéties il se décourage, s'irrite contre tout le monde, voire même contre lui-même ; nouvelle obligation pour lui de chercher les moyens de résister à ces difficultés ; aussi recourt-il souvent à des moyens ou à des expédients qui ne sont pas toujours à la hauteur de son mérite ni à l'avantage de ses confrères, encore moins au profit de la déontologie médicale.

C'est précisément le moment où, subjugués par la nécessité, nous offrons notre talent au rabais, heureux encore de sacrifier nos trop nombreux loisirs au service des bureaux de bienfaisance, des associations de secours mutuels de toutes espèces, voire même des hôpitaux, car ceci n'est un doute pour personne, les différentes associations, les administrations ne manquent jamais l'occasion de tirer parti de ces besoins particuliers des jeunes médecins.

En accceptant leurs services intelligents, dévoués, elles ne se font aucun scrupule de leur imposer les obligations les plus onéreuses pour une rémunération entièrement illusoire, spéculant ainsi à plaisir sur les misères d'autrui, ajoutant souvent au cynisme de leur partialité les impitoyables vexations de leur impudente autorité.

Qui n'a eu l'occasion d'entendre des administrateurs, des chefs de service répondre à d'honnêtes et consciencieux praticiens, se courbant sous la fatigue, réduits à négliger leurs propres intérêts, pour satisfaire aux rigueurs de leur mandat : « Eh ! monsieur le docteur, si vous ne pouvez continuer votre service, si les honoraires sont insuffisants, donnez votre démission, les demandes fourmillent, vous aurez des successeurs ! »

C'est ici qu'il convient de faire ressortir la flagrante inégalité des positions ; car, en définitive, un petit marchand, le plus humble boutiquier, le matin peut ouvrir son bazar sans posséder un sol en caisse, mais une heure, deux heures ne se passent pas sans qu'il ne reçoive quelque menue monnaie, et souvent à la fin de la journée il peut additionner douze, quinze, vingt francs et souvent davantage.

Que les confrères qui sont passés par les fourches caudines aient le courage de l'avouer, et je suis convaincu que je ne serai pas le seul à leur faire écho.

Pour notre part, nous regardons cette série d'années consacrées à ce travail improductif comme d'absolue nécessité, jusqu'à un nouvel état de choses, et nous ne craignons pas d'être contredit en affirmant que tout praticien actif, laborieux, intelligent immobilise dans cette période une nouvelle avance de quinze ou vingt mille francs au moins.

Si l'on veut bien prendre la peine d'additionner toutes ces sommes, avoir la loyauté d'en calculer les intérêts accumulés, les autres dépenses d'initiation professionnelle, messieurs les commerçants, propriétaires et rentiers se montreront-ils encore assez incrédules, égoïstes pour nous dénier les immenses sacrifices qu'ils nous condamnent à supporter avant de pouvoir jouir des fruits de notre travail, de notre *merces laboris ?*

Viendront-ils encore contester la valeur et la légitimité de nos réclamations, stigmatiser le désintéressement, le généreux dévoûment de ces médecins qui, par amour de leur art et de l'humanité, se résignent aussi stoïquement à affronter tous les dangers de leur profession, sacrifiant leur repos, leur santé, souvent même leurs plus chers intérêts, pour soulager des maux que l'intempérance, le désir désordonné de jouissance, la paresse, la cupidité ont fait naître chez ceux qui les subissent ?

Nous n'en finirions pas si nous voulions retracer ici les honteux procédés par lesquels, tous les jours, la généralité des malades, des familles, cherchent à amoindrir, à déprécier la nature des services que nous leur rendons, à discuter la quotité des honoraires, quand ils ne poussent pas le cynisme jusqu'à lasser complètement la patience des médecins, de façon à leur faire oublier leur créance.

Pour les gens de mauvaise foi tous les moyens sont bons,

et s'il nous était permis de préciser, nous en pourrions citer des plus arrogants, des plus fortunés qui ont ainsi usé de ces attermoiements, pour passer en profits et pertes les services que leur ont rendus d'honorables praticiens, praticiens restés eux-mêmes pauvres, parce qu'ils n'ont jamais voulu discuter, plaider avec ces riches parvenus, mais aussi parvenus par quels procédés ? en trafiquant adroitement sur le mur mitoyen de la police correctionnelle et de la cour d'assises.

Les praticiens qui se respectent préfèrent, en général, faire abnégation de leur temps et de leur argent plutôt que de subir les stériles et honteuses discussions du cabinet des juges de paix.

Voilà encore une de ces plaies de notre corporation, plaie non moins hideuse que l'outrecuidance des plus mauvais clients.

Ces autorités intermédiaires qui, par leur constitution, devraient être les modèles de l'impartialité, la légalité incarnée, les médiateurs du droit dans toute l'acception du mot; ces magistrats, en général plus soucieux de leur popularité personnelle que des intérêts moraux qui leur sont confiés, étudient assez légèrement les questions qui leur sont présentées et les résolvent trop souvent en dehors des considérations particulières qui les motivent. Ces messieurs, d'ailleurs, partagent en propre la grande majorité des préjugés, des erreurs populaires que nous venons de signaler ; aussi ils contribuent beaucoup trop à encourager les masses dans ces fausses appréciations, dans ces malveillantes dispositions du public contre les médecins. Avis aux nouveaux élus de la profession médicale !

A-t-on jamais pu comprendre, en effet, pourquoi, dans toutes contestations entre clients et médecins, les juges de paix se plaisent toujours à imposer tous les sacrifices aux médecins ? et cela très-souvent sans tenir compte de la nature du service rendu et sans s'enquérir le moins du monde de la position spéciale des débiteurs.

Ces officiers ministériels, se faisant trop facilement, trop complaisamment, les défenseurs de ces effrontés égoïstes, de ces consciences élastiques, qui ne s'abritent que derrière la plus mauvaise foi intentionnelle ; les uns et les autres soutenant, arbitrairement, que l'on a un an pour solder les honoraires du médecin et qu'en tout cas il peut impunément attendre.

Est-il, en conscience, un être raisonnable qui pourrait nous donner une preuve sérieuse de ces prétentions insensées ?

Car, en définitive, pourquoi donc le médecin serait-il, plus que tout autre travailleur, arbitrairement déshérité du fruit de son travail, privé de la jouissance des intérêts légaux que les commerçants savent imposer à leurs pratiques, à tous leurs débiteurs ?

Cette étrange prétention n'a souvent d'autre but que de permettre au malade de laisser passer le temps après lequel, sa mémoire semblant lui faire défaut, il se croit mieux fondé à contester le nombre des visites, à en déprécier l'importance ; et, en toute occurrence, lui fournir les moyens de réclamer une nouvelle prolongation, au terme de laquelle le client souvent a déménagé sans laisser d'adresse, et échappe ainsi à toute redevance ultérieure.

Si, maintenant, nous essayons de pénétrer les raisons philosophiques ou pratiques qui conduisent ainsi les médecins à compromettre journellement leurs intérêts, souvent même leur dignité, nous nous trouvons forcés de reconnaître que tout le mal résulte de l'éducation première, — de cette éducation universitaire, plus spécieuse que réelle. En effet, les jeunes gens qui arrivent à vingt ans sans avoir pu comprendre la valeur de l'argent non plus que la nécessité du travail rémunérateur, puisque dans la majeure partie des cas, outre que la famille a payé les frais du collége, pourvu à tous les besoins du fils, souvent même on est allé jusqu'à satisfaire toutes ses fantaisies; il devient évident qu'il s'élève sans songer aux moyens de parer aux éventualités de la vie physique, domestique : les idées d'émancipation intellectuelle que l'on cherche à lui faire entrevoir beaucoup trop tôt, les maximes philosophiques dont on le berce, l'égalité que l'on essaie de faire briller à ses yeux, la fraternité dont on se plaît à l'étourdir sans lui en montrer la véritable pratique, toutes ces raisons, soyez-en sûr, ne servent qu'à fausser le jugement, à substituer l'hypocrisie à la vérité. Aussi le jeune homme, arrivé au terme de cette première période d'une existence de fausses aspirations, de pures illusions, a ensuite grand'peine à se débarrasser de ces vaines théories, de toutes ces maximes hyperboliques, pour accepter d'emblée les dures exigences de la vie sociale.

Aussi sommes-nous parfaitement édifiés sur la valeur de cette proposition, devenue légendaire, attribuée à Antoine Dubois : « Cadet, tu rougis quand on offre de te payer; eh bien! moi, je ne rougis que lorsqu'on oublie de le faire. »

Toutes ces considérations, éminemment pratiques, nous conduisent à dire qu'il serait bien temps que l'on rédigeât un programme spécial, réglant les conditions élémentaires et indispensables à l'initiation de la carrière médicale : 1° que tous les jeunes gens qui se destinent à la profession de médecin doivent être d'une bonne et excellente constitution, n'être affectés d'aucune maladie organique; 2° être d'un caractère ferme, gai sans affectation, actif, laborieux et persévérant; 3° savoir par anticipation qu'il est appelé à fournir un travail très-fatigant, ingrat, et surtout peu lucratif pendant une certaine période; 4° que cette profession, noblement remplie, conduit plus aux honneurs qu'à la fortune proprement dite, sauf de très-rares exceptions;

Que la vie du médecin praticien est de celles dans lesquelles il ne faut jamais, ou très-rarement, compter sur la reconnaissance de personne;

Que nous devons viser à faire notre bonheur par l'accomplissement de nos devoirs, avec la perspective de ne faire bien que pour la satisfaction de notre propre conscience;

Que pour arriver à la réalisation éventuelle de ce bonheur relatif il faut encore savoir se soustraire à ces mille susceptibilités des rapports confraternels que l'on appelle l'*invidia medicorum*, ces rivalités mesquines de quartier, ces jalousies de clocher, de position personnelle, qui dépendent de l'activité, du savoir-faire avec lesquels tel ou tel confrère sait gouverner sa barque et conquérir cette notoriété qui, en réalité peut seule concourir au succès de sa clientèle présente et future. Mais qui ne sait aussi que c'est précisément dans l'accomplissement de cette partie de son mandat que le médecin excite plus particulièrement les susceptibilités de ses voisins. Ceux-ci, lui reprochant son savoir-faire, le traitent de charlatan parce que celui-là aura su se poser plus carrément.

Toutes ces difficultés résultent, comme nous l'avons déjà dit, de la fausse éducation donnée même dans les Facultés. En effet, il ne faut point s'abuser à ce point de croire que toutes ces questions de réelle déontologie médicale puissent être sérieusement comprises par les gros bonnets, par les professeurs de pathologie générale, qui, d'ailleurs, n'ont peut-être jamais eu à compter avec la vie matérielle, avec les questions d'honoraires médicaux.

De tout ce qui précède, nous nous croyons mieux autorisé que beaucoup d'autres à conclure que la médecine est la plus glorieuse, la plus noble profession que l'on puisse ambitionner d'exercer. Qu'à l'instar de toutes les autres elle peut, elle doit assurer à ceux qui la pratiquent le juste tribut de leur labeur;

Que les immenses sacrifices que sont obligés de s'imposer ceux qui aspirent à cet honneur doivent naturellement être considérés comme un capital équivalent à l'outillage, à l'achalandage d'un fonds de commerce ;

Qu'à ce titre encore elle doit jouir des avantages et bénéfices accordés à tant d'autres positions sociales, assurer à chaque praticien le morceau de pain de la vieillesse.

Le moyen d'arriver à ce résultat nous paraît naturellement tracé par la conduite de nos voisins d'outre-Manche, de Suisse et d'Amérique ; est-il en effet rien de plus simple et de plus facile que de prendre, d'un commun accord, les résolutions suivantes :

Qu'indistinctement tous les médecins réclament à chaque visite ou consultation et opération, les honoraires qui leur sont alloués, en tenant compte de la nature du service et de la position respective du client ; ajoutant qu'il ne saurait d'ailleurs, être posé de limites à la prétention de chaque médecin, sauf à nous de savoir dignement et religieusement proportionner la quotité de ces rémunérations.

Cette manière de faire ne saurait, en quoi que ce soit, porter atteinte à personne; n'a-t-on pas journellement l'habitude de dire commercialement : Tant tenu, tant payé? Qui pourrait s'opposer à ce que cet axiome s'appliquât aux médecins comme aux autres? Les avantages qui doivent en ressortir sont de toute évidence :

1° Ils permettront aux jeunes médecins de rentrer plus immédiatement dans leurs avances et de faire face aux premières exigences de la vie domestique; 2° c'est, à coup sûr, un moyen de faire disparaître ces procédés honteux de l'association médico-pharmaceutique, des réclames mensongères, des consultations à spécialités dans les officines interlopes, là où seulement nos jeunes médecins peuvent combler les vides d'une recette quotidienne insuffisante.

Ils ne seraient plus condamnés à afficher sur les murs leurs guérisons apocryphes, et tant d'autres banalités qui les discréditent aux yeux des clients, de leurs confrères et quelquefois d'eux-mêmes. On verrait alors aussi disparaître ces livres de comptabilité où s'entassent souvent une foule de créances plus hypothétiques qu'hypothécaires.

Ce procédé de recouvrement incontinent, de toutes ou au moins de la majeure partie de nos créances, nous soustrairait aux contestations vexatoires de ces mauvais clients, qui ne prennent prétexte de leur atermoiement que pour ne pas payer du tout.

En simplifiant de beaucoup notre comptabilité, en allégeant, au jour le jour, nos charges domestiques, elle nous ferait jouir d'un bien-être relatif qui ne laisserait pas que de porter ses fruits, en faveur des clients et des travaux de cabinet, si nécessaires à toutes les époques de notre existence professionnelle.

Ces ressources quotidiennes, intelligemment accumulées, consciencieusement acquises, finiraient par former un modeste capital, un fonds de réserve destiné à parer aux éventualités de l'âge mûr, aux dures nécessités de la vieillesse.

Le payement incontinent et journalier, dans la mesure du

possible, mettrait chaque médecin dans de bien meilleures conditions.

Les avantages qu'en retireraient les débutants leur permettrait d'attendre plus patiemment cette popularité, cette notoriété qui les autorise aussi à élever progressivement le chiffre de leurs honoraires.

Les aînés de la profession, soumis à de moins pénibles obligations, concéderaient plus amiablement la planchette flottante de passage aux arrivants. Et dans ces nouvelles conditions les consultations viendraient compenser les sacrifices que les praticiens, fatigués, trop âgés, feraient en faveur des jeunes. Par ces procédés, tout le monde gagnerait considérablement ; le prestige de la médecine, au lieu de s'affaiblir, s'y relèverait, et les conditions de la vie matérielle y trouveraient une véritable amélioration universelle.

Car, n'en déplaise aux plus favorisés de la fortune, c'est là que résident toutes les misères de la médecine pratique, celles qui condamnent la grande majorité des docteurs à végéter toute leur vie et à ne trouver de consolations apparentes que dans les faibles ressources que notre Association peut mettre à la disposition de ceux que les infirmités ou la grande vieillesse réduit prématurément à l'inaction.

www.ingramcontent.com/pod-product-compliance
Lightning Source LLC
LaVergne TN
LVHW050517160826
845677LV00003B/1195

* 9 7 8 2 3 2 9 6 3 0 7 4 8 *